ÉTUDE

SUR LA

LUXATIO ERECTA

VARIÉTÉ RARE DE LUXATION DE L'ÉPAULE

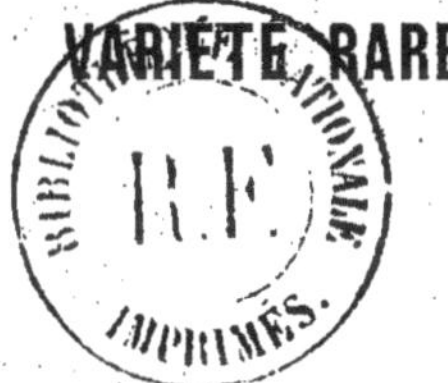

PAR

Le Docteur Pierre PROST

De la Faculté de Médecine de Paris
Ancien Externe des Hôpitaux
Médaille de bronze de l'Assistance Publique

Avec deux figures dans le texte

PARIS
Librairie Médicale & Scientifique
Jules ROUSSET
1, rue Casimir-Delavigne et 12, rue Monsieur-le-Prince

1909

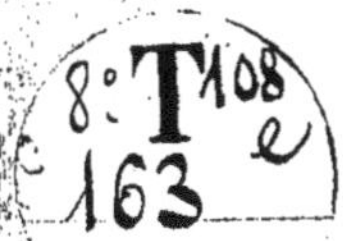

ÉTUDE

SUR LA

LUXATIO ERECTA

VARIÉTÉ RARE DE LUXATION DE L'ÉPAULE

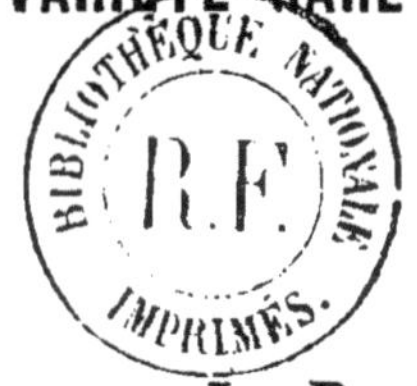

PAR

Le Docteur Pierre PROST

De la Faculté de Médecine de Paris
Ancien Externe des Hôpitaux
Médaille de bronze de l'Assistance Publique

Avec deux figures dans le texte

PARIS
Librairie Médicale & Scientifique
Jules ROUSSET
1, rue Casimir-Delavigne et 12, rue Monsieur-le-Prince

1909

A MON PÈRE

A MA MÈRE

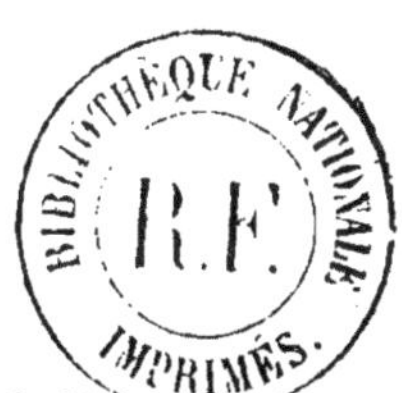

A Monsieur le professeur Paul RECLUS

Professeur de Clinique chirurgicale
Membre de l'Académie de Médecine
Chirurgien de l'Hôtel-Dieu

Pour l'honneur qu'il nous fait en acceptant de présider cette thèse.

A Monsieur le docteur Lucien PICQUÉ

Chirurgien de l'Hôpital Lariboisière
Chirurgien en chef des Asiles de la Seine

En qui nous avons toujours trouvé aide et affectueuse protection au cours de nos études médicales. Qu'il soit assuré ici de notre gratitude et de notre sincère attachement.

A MES MAITRES DANS LES HOPITAUX

M. LE PROFESSEUR RECLUS
M. LE DOCTEUR MERKLEN (*in memoriam*) } Stage Hospitalier
M. LE PROFESSEUR AGRÉGÉ TROISIER
M. LE DOCTEUR PICQUÉ (Externat 1904)
M. LE DOCTEUR CUFFER (Externat 1905) (*in mémoriam*)
M. LE DOCTEUR SERGENT »
M. LE DOCTEUR GASNE »
M. LE DOCTEUR GARNIER (Externat 1906)
M. LE PROFESSEUR AGRÉGÉ ACHARD »
M. LE DOCTEUR VARIOT (*Enfants Malades*) (Externat 1907)
M. LE PROFESSEUR AGRÉGÉ MÉRY » »
M. LE DOCTEUR ANDRÉ BERGÉ (Externat 1908)
M. LE DOCTEUR CHAMPETIER DE RIBES (*Obstétrique*)
M. LE DOCTEUR RAVAUT
M. LE DOCTEUR GRÉGOIRE
M. LE DOCTEUR CAMUS

ETUDE SUR LA LUXATIO ERECTA VARIÉTÉ RARE DE LUXATION DE L'ÉPAULE.

INTRODUCTION

De toutes les luxations, celles de l'épaule sont certainement les plus fréquentes : 46 à 60 pour 100 du nombre total des luxations.

Mais, parmi les différents groupes de luxations de l'épaule, celui des antéro-internes, comprend la majorité des cas ; aussi celles-ci sont-elles également les mieux connues.

Il n'en est pas de même des luxations inférieures et postérieures, beaucoup plus rares, et par conséquent moins étudiées. Pourtant, dans ce dernier groupe, certaines variétés ont fait l'objet de recherches spéciales, telle la luxation sous-tricipitale, dont le mécanisme a été autrefois magistralement décrit par le professeur Farabeuf.

Quant à la *luxatio erecta*, seulement connue cliniquement depuis Middeldorpf, en 1859, il nous a semblé que son étude était encore aujourd'hui tout à fait incomplète. Nous avons en effet recherché les différentes publications scientifiques ayant trait à ce sujet ; et, ainsi qu'en fait foi notre bibliographie, nous n'avons guère retrouvé que de rares observations isolées, ou encore de courts entrefilets faisant simplement mention dans les Traités de cette variété rare de luxation.

Aussi avons-nous cru intéressant de grouper dans ce travail ces quelques observations, dont une inédite due à l'obligeance de notre ami le Docteur Grégoire. Puis, comparant les différentes données fournies ainsi par les auteurs de ces diverses observations, y joignant, d'autre part, les résultats de nos expériences personnelles sur le cadavre, nous avons pu tracer une vue d'ensemble de la *luxatio erecta*.

Nous nous tiendrons pour satisfait si nous avons pu par ce travail faciliter quelque peu la compréhension de la *luxatio erecta*, et surtout celle de son mécanisme assez complexe.

ETIOLOGIE

La rareté même de la *luxatio erecta* par rapport aux autres luxations de l'épaule, étant un de ses caractères les plus saillants, nous commencerons l'étude de ce chapitre en rappelant les quelques chiffres signalés par Vaughan (loc. cit.) à son sujet :

Depuis 1859, époque à laquelle Middeldorpf la signala pour la première fois, jusqu'en 1899, Stimson ne put en réunir que 9 cas.

Makins dit que sur 539 cas de luxations de l'épaule observés au St-Thomas's Hospital, on ne rencontra aucun cas de *luxatio erecta*.

Kronlein n'en rapporte que 3 cas sur 207 luxations.

Bardenheuer, enfin, prétend que sur 400 luxations il n'a jamais observé un seul cas typique de *luxatio erecta* ; mais, il cite à ce sujet 2 cas de *luxatio horizontalis* sur lesquels nous reviendrons plus loin.

Ces quelques chiffres suffisent amplement pour bien mettre en évidence la très minime fréquence de la *luxatio erecta*.

Aussi, nous semble-t-il intéressant d'étudier avec précision quelles sont les causes, tant prédisposantes que déterminantes, qui sont intervenues dans les quelques cas que nous avons pu recueillir dans la littérature.

L'âge des malades oscille dans ces différentes observations entre 24 et 62 ans .

La *luxatio erecta*, comme d'ailleurs toutes les autres luxations de l'épaule, se produit donc à l'âge moyen de la vie ; pour ces dernières, en effet, STIMSON et KRONLEIN font remarquer dans leurs travaux, que leur rareté extrême au-dessous de 20 ans pourrait s'expliquer par ce fait que la violence extérieure donne lieu, chez l'enfant, soit à la luxation du coude, soit à la fracture de la clavicule, soit à la disjonction épiphysaire de l'humérus.

C'est enfin presque toujours sur des hommes qu'on a pu observer la *luxatio erecta* ; seule l'observation de MEYER se rapporte à une femme de 62 ans.

Mais, cette prédisposition du sexe masculin n'est encore pas une particularité de la *luxatio erecta*, puisque KRONLEIN et MALGAIGNE, dans leurs statistiques, concernant les luxations de l'épaule en général, signalent : l'un 184 hommes pour 23 femmes, l'autre 370 hommes pour 97 femmes.

Cette prédisposition du sexe fort s'explique facilement par son exposition plus fréquente aux traumatismes et par la rudesse habituelle de ses travaux.

Presque toutes les observations que nous avons sous les yeux concernent en effet des travailleurs exerçant des métiers assez rudes, sauf toutefois, le tenancier de bar, signalé par VAUGHAN, qui fut renversé par une voiture, et l'employé de bureau signalé par JUDD. Mais, dans ce dernier cas, l'auteur rapporte qu'il s'est trouvé en présence d'un individu bien musclé; et, cette particularité est encore très nettement soulignée dans les cas de Mac-Donald, de Grégoire, et d'Osenbach.

Et dès maintenant, nous ferons déjà remarquer à ce propos que la puissante musculature du sujet, loin de le prédisposer à la luxation, semblerait plutôt, à première vue, permettre une coaptation plus solide des surfaces articulaires. Nous verrons plus loin, à l'étude du mécanisme, quelle importance il convient de donner à ce facteur.

Parmi les observations rapportées dans cette thèse, il en est 7 dans lesquelles il est fait mention du côté qui se trouvait lésé : 5 individus étaient luxés du côté droit et 2 du côté gauche.

Cette prédisposition marquée pour le côté droit marche peut-être de pair avec la plus grande fréquence des droitiers sur les gauchers ; le côté droit se trouve alors lésé de préférence, lors des traumatismes professionnels, ou encore, dans les mouvements de défense, de protection, dans une chute par exemple.

Nous n'avons, dans cette variété de *luxatio erecta*, jamais vu signaler de luxation double.

Quant aux différentes variétés de traumatismes rapportées par les auteurs, elles méritent une étude attentive, car elles nous permettront quelquefois d'entrevoir déjà le mécanisme que nous avons voulu vérifier, ainsi que nous l'exposerons plus loin, par l'expérimentation sur le cadavre.

Et, de prime abord, nous les classerons en deux grandes variétés : *causes directes* et *causes indirectes*, les premières agissant directement sur l'épaule ou en son voisinage immédiat, les secondes agissant à distance, sur la main par exemple, au cours d'une chute.

Parmi les premières, nous mettrons en vedette l'observation d'OSENBACH : celle-ci est peut-être des plus typiques, le malade, racontant son accident, reconstitua en effet les différents temps de sa luxation.

Tout d'abord : une lourde poutre tombe sur son épaule et c'est ce rude choc qui doit avoir abaissé la tête humérale au-dessous de sa glène ; puis, dans un 2e temps, le malade tombe de l'échafaudage sur lequel il se trouvait ; mais, gardant le point d'appui que lui fournissait sa main, il met ainsi son bras dans la position verticale.

A côté de cette observation, il faut placer celle du cocher d'ALBERTI, dont le cheval se cabra, et, en retombant lui heurta violemment de haut en bas son bras, alors étendu presque verticalement.

Parmi les traumatismes agissant indirectement, à distance, signalons l'observation de LANGE, concernant un malade qui tomba en avant, saisissant dans sa chute le bord d'un tonneau, ainsi que celle de JUDD, qui se rapporte à un employé de bureau, lequel, en tombant, se rattrapa de la main au bord de son bureau. Mais, dans ce dernier cas, ainsi que le fait remarquer JUDD, le bras fut mis, non seulement dans l'abduction, mais encore dans la rotation interne, et de plus, porté légèrement en arrière.

L'observation inédite de GRÉGOIRE peut enfin, elle aussi, être classée parmi les luxations de cause indirecte ; dans ce cas, en effet, le malade tomba tête première sur les mains.

D'après ces quelques observations, où l'étiologie est précise, on peut déduire les conditions dans lesquelles peut se produire la *luxatio erecta*.

Un point qui semble essentiel est celui-ci : toujours le bras s'est trouvé plus ou moins écarté du tronc, position dans laquelle la partie inférieure de la capsule se trouve tendue. C'est probablement là une condition importante pour que, sous l'influence d'une cause directe ou indirecte, la tête puisse en s'abaissant rompre la capsule, puis se trouve ensuite maintenue par les parties résistantes de celle-ci.

Cet écartement du bras par rapport au tronc est une position à laquelle nous aurons ultérieurement recours quand nous essaierons de reproduire sur le cadavre la *luxatio erecta*.

Quant aux observations, autres que celles que nous avons citées plus haut, elles sont moins précises sur les conditions dans lesquelles s'est produit l'accident.

Dans le cas de Busch pourtant, l'individu est tombé dans un escalier, alors qu'il portait un sac pesant sur l'épaule ; ce sac fut-il l'agent d'un traumatisme direct sur l'épaule ? Il semble en tout cas difficile de l'affirmer.

De même dans l'observation de Vaughan, il est seulement dit que le malade fut heurté par une voiture.

Enfin, dans le cas de Middeldorpf, un homme s'était trouvé pris dans une machine qui le fit tournoyer ; la multiplicité des lésions, la rapidité de l'accident, la mort prochaine du malade, ont sans doute empêché de préciser les circonstances de l'accident.

Enfin, pour terminer cette étude étiologique, rappelons que MEYER rapporte l'observation d'une femme de 62 ans, dont la *luxatio erecta* se produisit au cours d'une crise d'épilepsie. Dans ce cas, c'est donc la contraction musculaire seule qui serait entrée en jeu. CH. NÉLATON prétend à ce sujet (Traité de Chirurgie. Duplay et Reclus, III page 51) que « presque toujours les luxations produites par la contraction musculaire seule ont été précédées d'une luxation traumatique ». Il nous semble d'ailleurs plus plausible, pour cette dernière observation, de supposer que la malade s'est trouvée, au cours de sa crise, soumise à un traumatisme violent et ignoré, plutôt que de faire intervenir la seule contraction musculaire.

ÉTUDE CLINIQUE

Cette partie de notre travail sera certainement une des plus faciles à exposer ; car, d'une part, toutes les observations concordent à peu près dans la description des symptômes ; et d'autre part, ceux-ci sont tellement typiques que le diagnostic de *luxatio erecta* se fait pour ainsi dire d'emblée et à distance.

Stimson, dans son « *Treatise on dislocations* », décrit ainsi et en peu de mots la *luxatio erecta* : « Cette remarquable luxation est caractérisée par l'élévation marquée du bras à côté de la tête, position de laquelle il est impossible de l'abaisser sans provoquer une grande douleur ». Elévation du bras, impossibilité de l'abaisser, douleur intense provoquée par cette manœuvre, tels sont en effet les trois grands symptômes de la luxation qui nous occupe.

L'élévation du bras est plus ou moins marquée suivant les cas ; pourtant, dans toutes les observations que nous avons ici sous les yeux, il est dit seulement que le bras luxé est élevé verticalement auprès de la tête, sauf pourtant, dans les observations d'Alberti, de Vaughan, de Grégoire et de Lange. Dans la première de celles-ci, il est rapporté que le bras était bien vertical, mais un peu oblique en avant et en dehors. Dans le cas de Vaughan, le bras était dirigé en haut, suivant

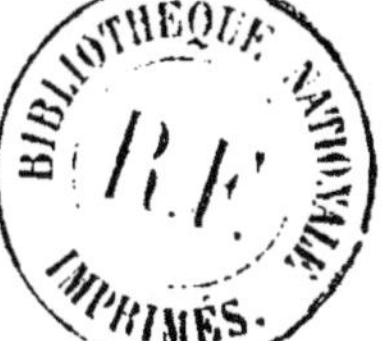

un angle de 45 degrés, et ce n'est que secondairement, que l'auteur rapprocha légèrement le bras en dedans, plaça l'avant-bras sur la tête, et réalisa ainsi l'attitude typique de la *luxatio erecta*. Chez le malade de Grégoire, le coude était dirigé en haut, en dehors et un peu en avant ; l'épitrochlée regardait en dedans et en avant. Dans le cas de Lange, enfin, le bras était élevé selon un angle de 120 degrés, son axe prolongé aurait croisé l'union du sternum et de la troisième côte ; mais, ainsi que le fait remarquer Stimson, cette élévation moins complète du bras est peut-être la conséquence de ce fait que la luxation était dans ce dernier cas intra-coracoïdienne plutôt que sous-glénoïdienne.

Cette verticalité du bras a pour conséquence une attitude non moins typique de l'avant-bras, dont on peut facilement se rendre compte en regardant la photographie du malade de Grégoire, rapportée dans cette thèse : « l'avant-bras y est à 1/2 fléchi et repose par le poignet sur le sommet de la tête ; le bout des doigts peut facilement toucher la nuque ». Le même tableau est retracé dans toutes nos observations ; signalons seulement les quelques variantes suivantes : chez le malade de Busch, c'est l'avant-bras qui reposait sur le sommet de la tête, et le poignet, maintenu par l'autre main, était en face de l'oreille du côté opposé. Dans le cas de Judd, l'avant-bras, en pronation, reposait en travers de la partie postérieure de la tête, juste sous l'occiput. Dans le cas d'Osenbach, c'est la paume de la main qui prenait point d'appui sur le sommet de la tête. Enfin, dans le cas de Vaughan, où le bras n'était élevé que de 45 degrés,

« l'avant-bras était fléchi et la main pendante, de telle sorte que sa face dorsale était tournée vers la face du malade » ; mais, lorsque VAUGHAN eut ramené le bras en dedans, vers la tête, dans une position verticale, il compléta l'attitude typique de la *luxatio erecta*, en plaçant l'avant-bras sur le sommet de la tête.

Telle est donc l'attitude du membre supérieur chez un malade atteint de *luxatio erecta*, mais ce qui la caractérise encore c'est son absolue fixité. Nous verrons plus loin, en étudiant le mécanisme, quels sont les facteurs de cette immobilisation ; l'un d'entre eux est certainement la contraction musculaire, qui, en un mouvement de défense, s'oppose aux déplacements douloureux du bras.

La douleur, surtout provoquée par les essais de mobilisation du bras, peut aussi exister spontanément. Ce dernier fait s'observe notamment dans le cas de GRÉGOIRE, où elle était très vive, et où, pendant toute une nuit, elle empêcha le malade de dormir. De même, dans l'observation d'OSENBACH, le malade ressentit une grande douleur au moment de sa chute. MACDONALD rapporte à propos de son sujet que : « son visage avait une expression douloureuse et angoissée, et il présentait une apparence tout à fait singulière, telle que je n'en avais jamais observée auparavant ». ALBERTI nous apprend qu'au moment de son traumatisme, son malade ressentit une douleur aiguë au niveau de l'épaule, et que, par la suite, il se plaignit d'engourdissement de la main. Quant à celui de BUSCH, il se plaignait de douleur s'étendant depuis l'épaule jusqu'à l'extrémité des doigts.

Mais, comparée à cette douleur spontanée, quelque peu banale, la douleur provoquée par les tentatives d'abaissement du bras est beaucoup plus caractéristique. Dans toutes nos observations, les auteurs sont en effet unanimes à insister sur ce point. Judd, en particulier, nous dit : « Les premières paroles du malade furent pour me prier de ne pas essayer d'abaisser son bras le long de son corps, comme un de ses associés avait déjà essayé de le faire, car il en était résulté une douleur terrible ». Panas signale que, chez son malade : « la tentative la plus légère pour abaisser le membre provoquait une douleur aiguë ». Lange s'exprime à peu près de même ; mais, comme la douleur siégeait au niveau du tiers moyen du bras, il incrimine la tension du coraco-brachial ; nous verrons plus loin, à l'étude du mécanisme, que rien ne vient corroborer cette hypothèse. Le cas de Vaughan présente ceci de particulier que le bras n'était pas absolument vertical, mais seulement élevé à 45 degrés ; or, il était alors impossible d'abaisser le coude dans une position horizontale, tandis qu'on pouvait, sans douleur, l'amener en dedans vers la tête, dans une position verticale. Le cas de Busch est encore plus curieux ; cet auteur nous dit : « le bras fut facilement abaissé le long du corps et le malade présentait alors tous les signes habituels d'une luxation, la tête de l'humérus se trouvant dans l'aisselle sur le bord inférieur de la cavité glénoïde ; mais, lorsqu'il fut abaissé, le malade demanda la permission de relever de nouveau son bras, afin que soit soulagée la douleur intolérable que cette position lui causait. Cette permission lui ayant été accordée, il rejeta vivement son bras en l'air et le replaça dans la position verticale. Ceci se répéta plusieurs fois ».

Cette douleur, constamment provoquée par l'abaissement du bras, n'exige pas pour se produire un déplacement très étendu, le moindre mouvement du membre suffit à la réveiller.

Aussi les malades veillent-ils avec le plus grand soin à l'immobilité de leur épaule malade, tout d'abord en prenant point d'appui de leur avant-bras sur le sommet de la tête, mais surtout en saisissant leur poignet du côté malade avec leur main du côté sain. Ils présentent ainsi l'attitude typique rendue par la photographie rapportée dans ce travail et à laquelle correspondent presque toutes nos observations.

Le malade de Panas, lorsqu'il était couché, posait, dans le même but, son bras sur l'oreiller situé derrière sa tête.

Ces différents symptômes cardinaux ayant été constatés, le diagnostic de *luxatio erecta* sera des plus faciles : signalons pourtant encore les résultats fournis par la palpation et rapportés par certains auteurs ; ils constitueront, si on les observe, des signes accessoires qui ne feront que confirmer le diagnostic préalablement établi.

Dans la plupart des cas, la tête humérale fut facilement retrouvée dans le creux axillaire. Cette dernière région se trouvait même effacée chez le malade de Grégoire :

« Les saillies du grand pectoral et du grand rond, grand dorsal sont nivelées par une bosse qui occupe le fond du creux axillaire. » Il fut impossible à cet auteur de palper la cavité glénoïde. Quant à Judd, non seulement il retrouva la tête humérale dans l'aisselle, mais il précise encore qu'elle se trouvait juste au-dessous de la cavité glénoïde ; et, c'est là un point important à noter, car il se trouve en concordance absolue avec les résultats de nos expériences cadavériques que nous rapporterons lors de l'étude du mécanisme de la *luxatio erecta* .

Quant à la position de la tête humérale dans l'observation de Lange, c'est-à-dire, « au dessous et sur le côté interne de l'apophyse coracoïde, reposant apparemment contre celle-ci » nous ne la retiendrons pas comme caractéristique, et nous nous rallierons à la remarque de Stimson qui considère ce cas comme une variété intermédiaire entre la luxation intracoracoïdienne et la *luxatio erecta*.

Reste l'observation d'Alberti, dans laquelle on peut relever les particularités suivantes : « la tête humérale était située un peu en arrière de la ligne axillaire, au niveau du milieu du bord externe de l'omoplate » ; de plus, l'acromion y était proéminent, et, particularité qui se retrouve également dans l'observation de Grégoire, le deltoïde était relâché et formait deux plis. Alberti signale encore que « la distance de l'acromion était moindre de 7 centimètres du côté lésé par rapport au côté sain, quand le bras était placé dans une position similaire ».

Sur ce point, Alberti est d'ailleurs en parfait désaccord avec Macdonald, cet auteur insistant tout particulièrement dans son observation sur l'accroissement de longueur du membre luxé, sur la rareté de ce fait, et sur les précautions qu'il a prises pour éviter toute erreur dans ses mensurations.

Joignons enfin à ces nombreux symptômes les renseignements que peut fournir la radiographie, puisque celle-ci a été pratiquée sur le malade de Grégoire, et que l'épreuve s'en trouve reproduite à la fin de cette thèse. Cet auteur l'interprète ainsi : « La radiographie montre que la tête humérale a quitté sa glène. Son col repose sur le bord inférieur de la cavité glénoïde. L'axe de l'humérus est à peu près dans le prolongement du bord axillaire du scapulum. Les os paraissent intacts. La tête humérale est à distance du gril costal, sans doute parce qu'entre les deux s'interposent la masse du sous-scapulaire, du grand dentelé, et de la graisse de l'aisselle ».

Puis, afin de compléter cette étude clinique, énumérons encore les quelques **complications** signalées dans nos observations.

Stimson rapporte que dans un cas de Meyer, une paralysie du plexus brachial persista après la réduction.

Le malade d'Alberti « ne pouvait pas redresser le coude et était seulement capable de mouvoir un peu ses doigts; il se plaignait que sa main était engourdie. » Y eut-il là lésion nerveuse, tronculaire ou radiculaire, il ne nous est guère possible de le dire, pas plus que pour le malade de Vaughan, chez qui, lorsqu'il fut examiné un mois après son accident, on constata que « la flexion des doigts était possible, mais la préhension était excessivement faible ; l'extension des doigts et du poignet était impossible ; c'était un « poignet-tombant » très prononcé. Le malade disait percevoir un léger engourdissement au niveau des doigts, quoique les piqûres d'épingle n'aient montré aucune différence entre les deux mains ».

Le **diagnostic positif** de *luxatio erecta* sera donc des plus faciles ; il s'impose, ainsi qu'on peut s'en rendre compte devant cette symptomatologie si caractéristique ; nous n'y insisterons pas.

Le **diagnostic différentiel** ne se présentera pas non plus dans la pratique. Tout au plus pourrait-on théoriquement supposer que quelques cas intermédiaires pourraient quelquefois être confondus avec la *luxatio horizontalis* d'une part, avec la luxation intra-coracoïdienne (Lange) d'autre part. On sait, au sujet de la première de ces variétés, que Bardenheuer, qui la signala, niait l'existence de la *luxatio erecta*. Quant à la seconde, nous avons déjà fait assez souvent allusion à l'observation de Lange, qui s'y rapporte, pour qu'il ne soit pas nécessaire d'y revenir ici.

MÉCANISME — ANATOMIE PATHOLOGIQUE

Pour plus de clarté dans cette partie de notre étude, il nous faut tout d'abord rappeler en quelques mots quelle est la structure de la capsule articulaire et des moyens de contention des deux os de l'épaule.

La *capsule* présente dans son ensemble la forme d'un cône fibreux à col tronqué. Elle entoure en effet complètement des parties articulaires ; mais, sa solidité est loin d'être la même en ses différents points : extrêmement résistante dans sa partie supérieure, très puissante aussi en avant, où elle est renforcée par le muscle sous-scapulaire, elle devient bien plus faible en bas, où le mince tendon de la longue portion du triceps la double seul. En arrière enfin, la capsule est encore très mince, mais elle est alors largement doublée et renforcée par les muscles sus et sous-épineux, qui font corps avec elle.

C'est donc, entre le muscle sous-scapulaire en avant, et le triceps en arrière, que se trouve situé le point le moins résistant et le plus facilement extensible de la capsule articulaire.

D'ailleurs, on a décrit à cette capsule différents faisceaux de renforcement, véritables *ligaments*. C'est, tout d'abord, une lame fibreuse, longue et épaisse, qui s'attache en dedans au bord acromial et à la base de l'apophyse coracoïde, sous le ligament acromio-coracoïdien ;

de là, elle se dirige transversalement en dehors, entre les muscles sus-épineux et sous-scapulaire, et va s'insérer à la grosse tubérosité de l'humérus, en se confondant avec la partie sous-jacente de la capsule : c'est là le *ligament coraco-huméral* ou *ligament suspenseur de la tête de l'humérus*.

FARABEUF a, d'autre part, précisé la description des trois *ligaments gléno-huméraux* ; et, les dénominations qu'il leur a attribuées sont restées classiques, car elles suffisent à elles seules pour en donner les insertions.

Le faisceau principal de renforcement de la capsule, le plus important des ligaments gléno-huméraux, est le *ligament pré-gléno-sous-huméral*, situé entre les muscles sous-scapulaire et petit rond. Il est donc, ainsi que le fait remarquer POIRIER, autant sous-gléno que sous-huméral.

Beaucoup plus large et plus fort que les deux autres ligaments gléno-huméraux, ses bords en sont pourtant moins distincts.

Nous verrons plus loin quel rôle important joue ce ligament dans le mécanisme de la *luxatio erecta*.

Aussi préciserons-nous dès maintenant comment il se comporte dans l'abduction et dans l'extension physiologiques du bras, ces deux mouvements se retrouvant presque toujours, quoique exagérés, comme facteurs de la *luxatio erecta*. Dans la simple abduction du bras, la tête humérale s'abaisse et repose en quelque sorte sur l'insertion tendineuse du triceps ; mais, que, par un mouvement de rotation, cette tête se trouve reportée en avant, elle aura tendance à tomber en bas, au devant du tendon ; c'est alors qu'intervient le ligament préglé-no-sous-huméral, qui soutient alors à lui seul la tête humérale ; la tension de ce ligament se trouve encore nettement exagérée, lorsque, de l'abduction, le bras se place dans l'extension. L'importance physiologique de ce ligament explique sa grande solidité et sa résistance marquée.

Le deuxième faisceau gléno-huméral de Farabeuf est le *ligament sus-gléno-pré-huméral*, qui est recouvert par le sous-scapulaire et qui limite avec le troisième faisceau, ou *ligament sus-gléno-sus-huméral*, le foramen ovale de Weitbrecht.

Telle est, brièvement schématisée, la constitution de la capsule articulaire et de ses faisceaux de renforcement, véritables ligaments passifs.

Mais, si on peut ainsi se rendre déjà compte des points faibles de l'articulation, cette conception ne peut être complète que si l'on envisage également les ligaments actifs que constituent les différents muscles qui doublent l'articulation.

Ce sont : en avant, le tendon élargi du muscle sous-scapulaire, qui s'étend de la fosse sous-scapulaire et du bord externe de l'omoplate à la petite tubérosité de l'humérus ; en haut, les muscles sus et sous-épineux : le premier, s'étendant de la fosse sus-épineuse à la plus antérieure des trois facettes frappées sur la grosse tubérosité de l'humérus ; le muscle sous-épineux, d'autre part, s'étendant de la fosse sous-épineuse à la facette moyenne de la grosse tubérosité de l'humérus ; c'est, enfin, en arrière, le tendon du muscle petit rond, joignant le bord axillaire de l'omoplate et la facette postérieure de la grosse tubérosité humérale.

Signalons enfin le muscle grand rond, qui s'insère d'une part à l'angle inférieur de l'omoplate, et d'autre part, à la lèvre interne de la coulisse bicipitale.

Le muscle deltoïde recouvre tout l'ensemble de l'articulation scapulo-humérale, et forme comme une vaste épaulette, arrondissant le moignon de l'épaule.

Répétons encore ici, en raison de l'importance que nous donnerons plus loin à cette partie anatomique, lorsque nous étudierons le mécanisme de la *luxatio erecta*, que le tendon de la longue portion du triceps double la partie inférieure de la capsule. Ce tendon s'insère à ce niveau sur la partie supérieure du bord axillaire de l'omoplate, immédiatement au-dessous de la cavité glénoïde, et même accessoirement sur le bourrelet glénoïdien, ses fibres d'insertion se prolongeant les unes en avant, les autres en arrière de cette formation, et la renforçant.

Au pôle supérieur de la cavité glénoïde, juste à l'opposé de la longue portion du triceps, s'insère la longue portion du biceps, qui descend immédiatement pour s'engager dans la coulisse bicipitale de l'humérus.

Ces quelques points anatomiques ayant été ainsi précisés, il va nous être plus facile d'interpréter les différentes hypothèses émises par les auteurs à propos du mécanisme de la *luxatio erecta,* quelle est pour eux la situation précise de la tête humérale, et surtout quelle est la cause qui la maintient luxée en bas et l'empêche de remonter en avant.

Il est en effet bien connu que 99 °/o des luxations de

l'épaule sont constituées par des luxations en avant. Et, au sujet du mécanisme de ces dernières, les auteurs sont à peu près d'accord pour admettre que la tête humérale force d'abord la partie inférieure de la capsule, et que le 1er temps d'une luxation en avant est généralement une luxation en bas. Ce n'est en effet que secondairement, le bras retombant le long du corps, que la tête remonte en avant de la cavité glénoïde, en déchirant alors la parti- antérieure de la capsule.

Pourquoi, dans certains cas rares de luxation de l'épaule le, ce deuxième temps de réascension de la tête ne se produit-il pas ? Telle est le point intéressant à étudier.

Aussi commencerons-nous par signaler les différentes opinions que nous avons trouvées émises au cours de nos recherches bibliographiques, de façon à pouvoir ultérieurement les rapprocher des résultats qui nous ont été fournis par nos expériences sur le cadavre.

Et, nous reportant tout d'abord aux classiques français, nous voyons que Bouilly, dans le Précis de Pathologie Externe, dit des 4 Agrégés, s'exprime ainsi en parlant des luxations en bas : « ce qui caractérise les luxations en bas, c'est la conservation du ligament préglé-no-sous-huméral, qui bride la tête et empêche la luxation de se transformer en sous-coracoïdienne ».

Forgue, d'autre part, attribue à l'engrènement du col anatomique dans l'axe vertical de la glène, la fixité de cette position : « le bras, dit-il, devient ainsi une barre fixe avec deux points d'appui : l'engagement du rebord glénoïdien dans la rainure du col ; la résistance ligamenteuse de la partie supérieure de la capsule. »

Nous nous permettrons de faire remarquer dès maintenant, que ce dernier point (la résistance ligamenteuse de la partie supérieure de la capsule) est en complet désaccord avec nos expériences cadavériques, puisque, ainsi que nous le décrirons plus loin, il nous a même fallu vaincre cette résistance pour arriver à produire la *luxatio erecta* ; tant que les ligaments supérieurs étaient intacts, la luxation en bas était impossible.

Ch. NÉLATON (in *Traité de Chirurgie* de DUPLAY et RECLUS III p. 52) donne comme particularités de la *luxatio erecta* que la tête humérale descend très bas, que les désinsertions ligamenteuses et même les arrachements sont très marqués. — Cet auteur ajoute encore : « la *luxatio erecta* n'est en somme que l'exagération des variétés scapulaire et costale (déjà rares) ; la tête s'avance beaucoup plus bas, au dessous de la cavité glénoïde ».

Nous verrons plus loin que tous les observateurs ne sont pas absolument d'accord sur ce dernier point.

Quant à CAHIER (*in Traité de Chirurgie* de LE DENTU et DELBET. III, p. 116), il décrit sous le nom de « *luxation en mât* » une luxation dans laquelle il y a une large déchirure de la capsule et dilacération des tendons ; la tête descendant alors le long de la paroi latérale du thorax, se plaçant sur la face postérieure de l'omoplate, en arrière et au-dessus de l'insertion de la longue portion du triceps.

A ce sujet, nous montrerons, lors de la description de nos expériences, que la tête humérale se place en avant du triceps et non arrière de lui. Cette position postérieure par rapport au muscle, que décrit Cahier, nous ne l'avons retrouvée que lorsque, la *luxatio erecta* étant produite, nous avons forcé l'abaissement du bras en avant : la tête, primitivement en avant du tendon du triceps, a déchiré en partie celui-ci pour se placer alors en arrière de lui. Cette dernière position n'est donc plus celle de la *luxatio erecta* proprement dite.

Puis, Cahier ajoute, pour expliquer la persistance du déplacement en bas de la tête humérale que celle-ci « a alors perdu ses connexions musculaires et ligamenteuses supérieures ; elle n'est plus alors incitée à glisser en avant ».

Enfin, parmi les auteurs étrangers auxquels nous nous sommes reportés, nous rapporterons tout d'abord l'opinion émise par Stimson dans son *Treatise on dislocations*. Celui-ci fait remarquer que dans les différents cas qu'il signale « le mécanisme semble avoir été une élévation extrême et marquée du bras, combinée dans un cas (celui d'Alberti) avec un traumatisme agissant de haut en bas sur le bras ; la position élevée consécutive à la luxation était simplement due à la tension des parties molles antérieures, créée par l'abaissement si marqué du centre de mouvement au dessous de la cavité glénoïde ».

Puis, plus loin, à propos du cas observé par Lange, et dans lequel la tête humérale était au dessous et sur le côté interne de l'apophyse coracoïde, semblant reposer contre celle-ci, Stimson fait remarquer que ce cas pourrait bien être regardé comme une forme exceptionnelle de luxation intra-coracoïdienne, intermédiaire entre la forme ordinaire et la *luxatio erecta* proprement dite. L'observation clinique révèle d'ailleurs ici une élévation du bras moins complète que dans les autres cas ; Lange lui-même s'exprime ainsi : « le bras était élevé selon un angle de 120 degrés ; son axe, prolongé, aurait croisé l'union du sternum et de la troisième côte ».

Nous nous rallierons à l'opinion de Stimson, et nous ne retiendrons pas le cas de Lange comme typique, lors de la discussion.

Quant à Osenbach, il fait suivre l'observation,que nous rapportons dans cette thèse, de la remarque suivante à propos du mécanisme : « Le mécanisme semble dans ce cas avoir été le suivant ; la poutre, frappant le bras pendant qu'il était à angle droit sur le corps, produisit une luxation sous-glénoïdienne ; et, puisque le point d'appui de la main fut conservé pendant la chute, le bras fut simplement tiré en haut, renversant le grand axe de l'humérus, et produisant une *luxatio humeri erecta* ».

Judd, dans son observation, situe ainsi la tête humérale : dans l'aisselle, juste au dessous de la cavité glénoïde.

Busch, d'autre part, s'exprime à peu près de la même façon : la tête de l'humérus se trouvait dans l'aisselle sur le bord inférieur de la cavité glénoïde.

Quant à Alberti, sa description anatomique est plus complète. Dans le cas qu'il observa, l'acromion était proéminent, la clavité glénoïde aisément palpée, le deltoïde, relâché, formait deux plis. — La tête de l'humérus était située un peu en arrière de la ligne axillaire, au niveau du milieu du bord externe de l'omoplate.

Reste l'observation inédite de Grégoire, dans laquelle est notée la saillie de l'acromion surmontant une encoche tranversale du deltoïde ; une bosse remplit la cavité axillaire et l'efface, nivelant les saillies musculaires du grand pectoral, du grand rond et grand dorsal. Quant à la position de la tête humérale, Grégoire s'exprime ainsi : « Par la palpation, on sent assez bien la tête humérale dans le fond de l'aisselle,mais il est impossible d'arriver à pénétrer jusqu'à la cavité glénoïde. La radiographie montre que la tête humérale a quitté la glène ; son col repose sur le bord inférieur de la cavité glénoïde ; l'axe de l'humérus est à peu près dans le prolongement du bord axillaire du scapulum. Les os paraissent intacts. La tête humérale est à distance du gril costal, sans doute parce qu'entre les deux s'interposent la masse du sous-scapulaire, du grand dentelé et de la graisse de l'aisselle ».

Telles sont les différentes données qui nous sont fournies sur l'état anatomique des parties par les observations que nous avons réunies dans cette thèse.

Nous n'insisterons pas, en effet, sur le cas de Middeldorpf, rapporté par Stimson, quoiqu'il ait été pourtant suivi d'autopsie. Le traumatisme, cause de la luxation, consista dans ce fait que le bras droit du malade fut pris dans une mécanique qui le fit tournoyer. Mais, à côté de la luxation, il y eut plaie du deltoïde, et le malade mourut de pyhémie. On comprend que, dans ces conditions, étant donné la complexité du traumatisme, les lésions rapportées par Middeldorpf : fracture de l'acromion, arrachement de la grosse tubérosité à laquelle trois muscles restent attachés, ne peuvent être retenues dans une discussion sur le mécanisme de la *luxatio erecta* .

A l'occasion de ce cas (le premier) signalé par Middeldorpf, en 1859, son élève Scharm se livra à quelques expériences sur le cadavre. Il aurait, certes, était intéressant de rapporter ici le détail de ces expériences, mais, quoique nous en signalions plus loin l'indication bibliographique, nous n'avons pas été plus heureux que Stimson qui n'a pu consulter le travail original de Scharm. — Stimson dit simplement : « Scharm reproduisit cinq fois la luxation sur le cadavre ; dans chaque cas les muscles sus et sous-épineux étaient arrachés, et, dans deux cas, il y avait rupture partielle du sous-scapulaire et du grand pectoral. Les principaux vaisseaux et nerfs étaient intacts ».

L'absence d'examen nécroscopique, d'une part, puisque, pour les raisons données plus haut, nous ne tenons pas compte de celui de Middeldorpf ; et, d'autre part, l'impossibilité où nous sommes de rapporter exactement les expériences de Scharm , font que nous allons insister tout particulièrement sur les **recherches cadavériques** que nous avons pratiquées. A part ce dernier auteur, en effet, dans toutes les observations que nous rapportons, lorsqu'il s'agit du mécanisme de la *luxatio erecta,* nous ne trouvons que des hypothèses ; ce n'est donc qu'après l'exposé complet de nos expériences et de leurs résultats que nous pourrons le plus justement juger la part de vérité que contient chacune d'entre elles, et aussi réfuter les quelques erreurs qui s'y trouvent. Faisons néanmoins dès maintenant cette réserve qu'un élément important sur le vivant consiste dans la contraction musculaire, et que rien, dans nos expériences, n'a pu suppléer à l'absence de ce facteur.

Ce fait même prouve d'ailleurs que cette contraction n'est pas indispensable ; son seul rôle doit consister, en effet, à exagérer simplement l'élévation du bras, un peu moins accentuée il est vrai sur le cadavre que sur le vivant.

Mais avant d'entreprendre ici la description de nos expériences, nous tenons à remercier notre ami le Docteur Grégoire, ancien Prosecteur à la Faculté, pour la part qu'il y a prise ; il ne nous a d'ailleurs pas ménagé ses conseils dans tout le cours de ce travail, et nous lui en gardons une réelle reconnaissance.

Pour essayer de reproduire la *luxatio erecta* voici donc comment nous avons procédé :

Après avoir assoupli suffisamment les articulations de l'épaule et du coude par une série de mouvements en tous sens, nous avons fait fixer solidement par un aide le thorax du cadavre, couché sur une table d'amphithéâtre.

Puis, pour abaisser d'abord la tête humérale en position sous-glénoïdienne, nous avons suivi le même procédé que Farabeuf, lorsqu'en 1885, il reproduisit sur le cadavre le mécanisme de la luxation sous-tricipitale. Ce procédé consiste à relever brusquement le bras dans l'abduction forcée, afin de déchirer la partie inférieure de la capsule, et de permettre ainsi l'abaissement de la tête. Notons, à ce propos, que cette manœuvre ne fut pas suffisante pour rompre la capsule et ne réussit qu'à la tendre à l'excès ; nous fûmes donc alors obligés d'y remédier en amorçant légèrement la déchirure au moyen d'un bistouri.

Une fois la partie inférieure de la capsule rompue, la luxation sous-glénoïdienne se produisait facilement ; mais, aussi facile était sa réduction et la réascension presque spontanée de la tête dans sa glène.

Mais ce premier temps de notre manœuvre était certes le plus facile et le moins intéressant ; c'est en effet ce mouvement qui se produit dans presque toutes les luxations de l'épaule : antérieures, inférieures, ou postérieures.

Il nous restait à faire descendre la tête humérale, et même à la faire descendre assez bas, ainsi que nous le verrons ultérieurement.

Pour ce faire, nous avons tout d'abord essayé de procéder de la façon suivante : le bras étant en extension forcée, et l'avant-bras plié à angle droit sur le bras, nous avons exercé des pesées violentes sur le coude, en arcboutant notre épaule sur ce dernier, dirigeant notre action de telle sorte que le bras soit, par son prolongement, tangent à la cage thoracique.

Mais tous nos efforts furent ainsi impuissants à faire descendre la tête ; il nous fallut alors avoir recours à l'autre procédé employé par Farabeuf, qui consiste à frapper sur le coude redressé, au moyen d'un maillet.

Mais, par ce procédé, il nous fallut encore déployer de grands efforts, aboutissant dans un cas à la fracture de l'olécrâne, dans un autre à la fracture de la diaphyse humérale. Ces efforts avaient pour but de rompre la partie supérieure de la capsule et même les muscles sus et sous-épineux, qui, suivant les cas, sont arrachés de leurs insertions humérales, ou eux-mêmes déchirés, ou encore leurs insertions humérales arrachées de la tête de l'os.

En tout cas, cette libération de la tête par rupture de ses attaches supérieures est absolument nécessaire pour la production de la *luxatio erecta*, à tel point, que dans un cas, nos efforts étant impuissants à abaisser suffisamment la tête, une incision discrète de la peau de l'aisselle nous permit d'insinuer un doigt dans l'articulation et de nous rendre compte que ces attaches supérieures étaient encore intactes ; nous fûmes alors obligés pour continuer notre manœuvre, de glisser prudemment un bistouri entre les surfaces articulaires et d'aller ainsi inciser la partie supérieure de la capsule et une portion du muscle sus-épineux.

On comprend donc maintenant par ces détails, pourquoi, plus haut, nous nous inscrivions en faux contre Forgue, lorsqu'il émettait cette opinion que : « le bras devient ainsi une barre fixe avec deux points d'appui : l'engagement du rebord glénoïdien dans la raînure du col ; la résistance ligamenteuse de la partie supérieure de la capsule ».

Une fois ces déchirures nécessaires produites, la tête s'abaisse volontiers ; on a bien alors produit une luxation en bas, mais pour que l'on puisse dire qu'il y a bien *luxatio erecta*, il faut que le bras, non seulement reste en élévation et ne retombe pas, mais encore qu'il soit impossible de l'abaisser, soit en avant, soit en dehors.

Cette dernière condition s'obtient, si on poursuit l'abaissement de la tête, non plus en agissant tout à fait parallèlement à l'axe du corps, mais en dirigeant cette action à la fois en bas et un peu en arrière par rapport au sujet, c'est-à-dire, s'il était debout, son bras étant dirigé en haut et un peu en avant.

Et, si on y prend garde, c'est une condition qu'on trouve réalisée dans plusieurs des observations que nous signalons dans ce travail ; il est bien rare en effet que le bras traumatisé soit absolument vertical, il est le plus souvent légèrement oblique en avant ou en dehors. C'est, entre autres, le cas du peintre en bâtiments de l'observation de Grégoire.

Lorsque, à la suite des différentes manœuvres que nous venons de décrire, nous sommes parvenus à reproduire la position de la *luxatio erecta*, voici quel était exactement l'état des différentes parties anatomiques et leurs situations réciproques.

La tête humérale était chaque fois descendue très bas ; c'est là un point important à noter. Elle reposait, en effet, sur le pôle inférieur de la glène, et le contact entre ces deux parties s'établissait par l'intermédiaire de la grosse tubérosité de l'humérus (partie inférieure de la face externe de celle-ci). Et, il nous semble même que, dans un cas, le pôle inférieur de la glène comblait l'origine de la coulisse bicipitale, vide du tendon de la longue portion du biceps. Dans ce dernier cas, il y avait donc légère rotation du bras en dedans.

Mais, ce dernier rapport ne nous a paru ni assez net, ni assez constant, pour que nous puissions édifier sur lui cette séduisante hypothèse de l'immobilité du membre, dûe à l'engrênement de deux parties osseuses : la saillie de la partie supérieure du bord axillaire de l'omoplate d'une part, la dépression de la coulisse bicipitale d'autre part.

Mais, ce qui nous a, en tout cas, paru indiscutable, c'est que la tête humérale est à distance du gril costal, et se trouve collée sur la face antérieure du tendon du triceps qui l'empêche de passer en arrière.

Cette description de la situation de la tête humérale concorde d'ailleurs parfaitement avec la plupart de nos observations, entre autres avec les cas de Judd, de Busch, d'Alberti, de Grégoiré, ainsi qu'avec la description de Ch. Nélaton.

Quant aux parties environnantes, voici quelles étaient leurs lésions :

Les muscles sus et sous-épineux étaient déchirés, ou arrachés de leurs insertions humérales, ou leurs insertions humérales arrachées de la tête ce l'os ; le sous-scapulaire était décollé de la face antérieure de l'omoplate, mais non pas déchiré.

Quant à la capsule, il n'en persistait que la partie antérieure, constituée par le solide ligament prégléno-sous-huméral, et la partie postérieure, partie basse de l'insertion du muscle sous-épineux.

Le paquet vasculo-nerveux de l'aisselle se trouvait reporté en haut et en avant ; il était respecté ; il en était de même du nerf circonflexe.

Tel était donc l'état des lésions dans la *luxatio erecta*; mais, il est une dernière manœuvre que nous avons pratiquée une fois et qui est intéressante en ce qu'elle prouve bien que la tête humérale se trouve située en avant du tendon du triceps et non pas, ainsi que le dit Cahier : « sur la face postérieure de l'omoplate, en arrière et au dessus de la longue portion du triceps ». Cette manœuvre consista, la *luxatio erecta* étant produite, l'intégrité du triceps constatée, à forcer l'abaissement du bras en avant, malgré la résistance qui s'y opposait. Quand cet abaissement fut obtenu, on put constater que la tête était reportée en arrière, sur la face postérieure de l'omoplate, et que la longue portion du triceps s'était trouvée déchirée. La *luxatio erecta* s'était donc trouvée dans ce cas transformée en luxation sous-épineuse et l'état des lésions correspondait bien alors à celui décrit, à tort, croyons-nous, par Cahier dans la *luxation en mât*.

La question que nous nous posions au début de ce chapitre : quelle est la cause qui s'oppose dans la *luxatio erecta* à la réascension de la tête dans sa glène ? nous semble donc pouvoir être résolue de la façon suivante :

Le bras, étant traumatisé d'une certaine façon, la tête humérale vient occuper la position que nous venons de lui décrire : sous la glène, devant le tendon du triceps ; et les causes de sa fixité presque absolue dans cette position sont les suivantes :

Tout d'abord, la tension exagérée des parties de la

capsule qui sont restées intactes, c'est-à-dire, le ligament pré-gléno-sous-huméral en avant, ainsi que sa partie postérieure ; ce facteur s'oppose à la réascension directe de la tête dans sa glène, jusqu'à l'abaissement du bras en dehors, la tête étant calée par ailleurs sous le bourrelet glénoïdien.

Etant donnée, d'autre part, la légère obliquité du bras en haut et en avant dont nous avons préalablement fait mention, il s'ensuit que la tête n'a aucune tendance à remonter en avant de la glène, et la *luxatio erecta* à se transformer en une banale luxation antérieure de l'épaule.

C'est donc en arrière, que, d'après la direction du bras, la tête humérale aurait tendance à se mobiliser.

Mais nous croyons avoir suffisamment montré plus haut que le tendon de la longue portion du triceps oppose un obstacle résistant à cette migration, donc à la transformation de la *luxatio erecta* en luxation postérieure.

D'autre part, la contraction musculaire, dont nous avons déjà parlé plus haut, joue certainement un rôle important dans l'immobilisation du bras, quoiqu'elle ne soit pourtant pas indispensable à la production de la *luxatio erecta*. Cette tension musculaire est autant la conséquence de l'élongation passive des muscles périarticulaires, que celle d'un mouvement de défense instinctive qui tend à immobiliser une articulation, dont le moindre mouvement provoqué est extrêmement douloureux.

Une des conséquences de cette contraction musculaire

est encore l'élévation plus marquée du bras sur le vivant que sur le cadavre ; mais, sur ce dernier point, il est hors de doute que ce sont les parties de la capsule restées intactes qui jouent le plus grand rôle dans le maintien du bras en extension.

Et, pour mieux faire comprendre le rôle de ces portions capsulaires, nous allons employer ici une comparaison banale : un individu porteur d'un drapeau appuie généralement l'extrémité inférieure de la hampe dans le pli de son aine, tandis qu'il maintient de ses deux mains réunies la partie moyenne de cette hampe : le drapeau est ainsi solidement fixé. Dans le cas qui nous occupe, l'humérus représente la hampe du drapeau ; la tête humérale, son extrémité inférieure, calée qu'elle est sous le bourrelet glénoïdien, comme celle-ci l'était dans le pli de l'aine ; quant aux portions antérieure et postérieure de la capsule, elles correspondent aux deux bras du porte-drapeau. Et, de même que dans ce dernier cas, si l'une des mains abandonnait la hampe, le drapeau tombait du côté opposé, et l'extrémité de la hampe basculait en haut vers l'abdomen, de même ici, il faudrait pour que la *luxatio erecta* se transforme en luxation antérieure, que le ligament pré-gléno-sous-huméral se rompe.

Nous avons réalisé une fois cette éventualité sur le cadavre, lorsque, la *luxatio erecta* étant établie, nous avons forcé l'abaissement du bras en arrière, rompant ainsi le ligament prégléno-sous-huméral : la tête de l'humérus est alors passée d'autant plus facilement en avant de la glène que nous avions ainsi modifié l'orientation du bras, qui, auparavant, s'y opposait aussi ; la *lu-*

xatio erecta s était alors transformée en luxation sous coracoïdienne.

PRONOSTIC ET TRAITEMENT

Maintenant que nous connaissons, après l'étude du mécanisme, les conditions anatomiques de la *luxatio erecta*, il va nous être facile de comprendre et de justifier l'unique méthode de réduction à laquelle ont eu recours tous les auteurs dont nous rapportons les observations. Cette méthode, ainsi que le dit Stimson, est certainement la meilleure, non seulement parce que dans chaque cas, elle fut couronnée de succès, mais encore parce qu'elle est logique et conforme aux indications anatomiques.

L'anesthésie, nécessaire dans certains cas, ne fut pas toujours employée, puisque sur 7 observations où le traitement se trouve décrit, il en est 3 où l'anesthésie fut employée, 2 où elle ne le fut pas, 2 autres observations ne précisant pas ce détail.

Notons à ce propos que, chez le malade de Vaughan, la réduction fut peu ou pas douloureuse, quoiqu'il ne fut pas anesthésié. Et il importe, d'autre part, de faire remarquer que la suppression de la douleur n'est pas ici le seul but visé par l'anesthésie, l'abolition de la contraction musculaire n'étant pas moins importante à obtenir, puisque dans deux cas, ceux de Grégoire et de

Macdonald, la réduction, tentée d'abord sans anesthésie, fut impossible, tandis qu'elle se produisit aussitôt et presque d'elle-même, dès que l'anesthésie fut obtenue.

Quant à la manœuvre même de la réduction, elle comporte deux facteurs : d'une part, la traction opérée dans la direction prise par le bras, de façon à déclancher la tête humérale de dessous la partie inférieure de la glène ; d'autre part, en pressions exercées sur la tête humérale, cherchant à la diriger vers sa glène, et à lui faire prendre au retour le chemin suivant lequel elle s'était échappée.

La traction opérée sur le bras sera faite par un aide qui empoignera celui-ci un peu au-dessus du coude ; elle sera dirigée, soit directement en haut, soit le plus souvent en haut et en dehors, suivant la direction même du bras luxé. Pendant ce temps, le chirurgien lui-même, cherchant la tête humérale dans l'aisselle, la repoussera en haut vers sa glène.

On connaîtra que la luxation est réduite quand, comme dans l'observation de Grégoire, « un déclanchement se produira, suivi d'un bruit sourd de claquement », et, quand, d'autre part, les mouvements passifs de l'articulation seront redevenus possibles.

Comme soins consécutifs, il sera bon d'immobiliser le bras pendant plusieurs jours : 8 jours (Grégoire), 10 jours (Osenbach), 3 semaines (Judd). Cette immobilisation sera assurée par un bandage de Velpeau ou une écharpe de Mayor bien appliqués.

Puis, certains auteurs, comme Osenbach, permettent aussitôt au malade de reprendre ses occupations. Il nous semble préférable de ne lui faire récupérer que peu à peu ses mouvements. Ce fut là la pratique de Grégoire, qui, pendant 15 jours, soumit son malade à des massages et à des mouvements passifs de l'articulation, après quoi il pouvait quitter l'hôpital avec l'intégrité complète de ses mouvements.

Judd, de son côté. soumit son malade à un traitement plus rigoureux ; après ses trois semaines d'immobilité complète du bras, il commença seulement les mouvements de rotation et une légère abduction, qui, jusqu'à la 4e semaine, ne dépassa pas un angle de 30 degrés. Ce n'est qu'à la 6e semaine que Judd considéra son malade comme guéri : il avait recouvré l'usage complet de son articulation, dont tous les mouvements étaient parfaits.

L'exposé de ces différents cas nous permet de supposer, étant donné le petit nombre de cas que nous avons pu réunir, que le **pronostic** de la *luxatio erecta* est des plus favorables. En effet, les complications sont très rares ; la réduction très facile,au moins sous anesthésique ; la durée de l'incapacité très restreinte,puisque dans le cas de Judd seulement elle atteint six semaines, alors que dans tous les autres cas cette durée est bien inférieure. C'est enfin la guérison absolue avec intégrité des mouvements qui vient rendre ce pronostic encore plus favorable; et nous avouons que ce dernier point nous paraît merveilleux et presque inexplicable, quand nous nous reportons à nos expériences cadavériques et aux lésions que nous avons décrites comme nécessaires à la production de la *luxatio erecta*.

OBSERVATION I (*Inédite*)

Due à l'obligeance de M. GRÉGOIRE

Luxatio erecta de l'épaule gauche.

G. B. est un homme de 38 ans, peintre en bâtiments, qui entra à Lariboisière, dans le service de notre maître le Docteur PICQUÉ, pour un traumatisme de l'épaule, le 13 avril 1908.

Cet homme jouit d'une parfaite santé, et, hors quelques affections banales de l'enfance, ne se rappelle pas avoir jamais été malade. Il a deux frères, également robustes ; et sa femme, comme ses enfants, sont d'une très bonne constitution.

Or, le 12 avril 1908, cet homme était monté sur l'extrême pointe d'une haute échelle et s'apprêtait à peindre, quand, tout à coup, il sentit les pieds de l'échelle glisser sur le sol. Le sommet de l'échelle reposait sur une poutre transversale ; au-dessous était le vide. L'homme sentit venir la chute inévitable et d'instinct se baissa, saisit les deux montants de l'échelle sur le dernier échelon de laquelle il était juché.

L'échelle continua à glisser, quitta la poutre, et voilà notre homme faisant une chute de plusieurs mètres. Comme il avait saisi les montants de l'échelle, il se trouvait par conséquent plié en deux, de sorte qu'il arriva sur le sol tête première, ou pour mieux dire, il se reçut sur les mains, les bras dans le prolongement du tronc, ses têtes humérales regardant directement en bas. Ce furent en effet les deux bras qui supportèrent tout l'effort.

Il ressentit alors une douleur extrêmement vive au ni-

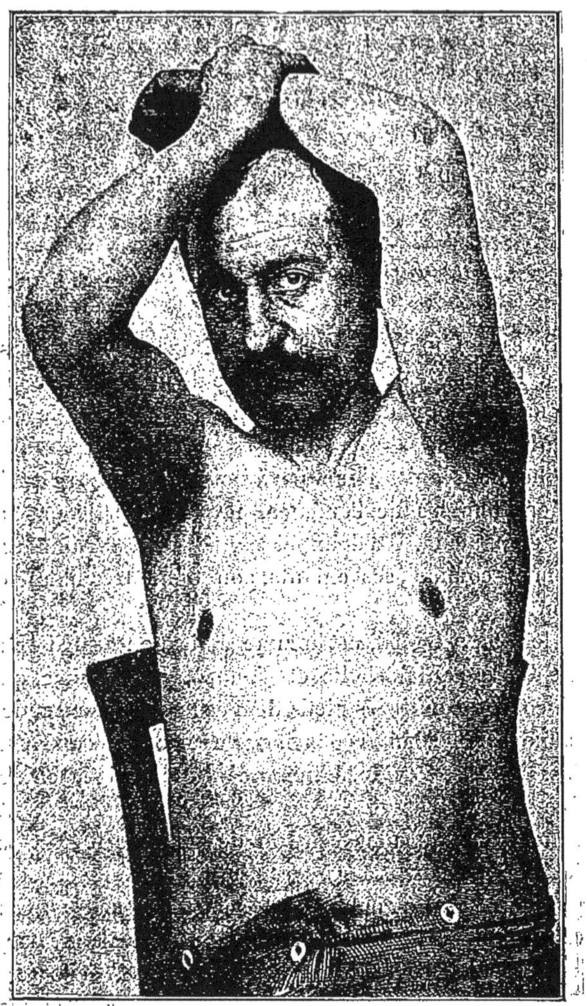

FIGURE 1.
Malade de l'observation I (Grégoire).

Le membre gauche est en *luxatio erecta*. — Remarquer la position du bras, la direction de l'épitrochlée, la situation de la main par rapport à la nuque, la saillie comblant l'aisselle.

veau des deux épaules, mais particulièrement dans l'épaule gauche, et il roula à terre.

Il ne perdit pas connaissance, se releva de lui-même, mais

FIGURE 2.
Radiographie du malade de l'observation I (Grégoire).

Epaule gauche. Vue postérieure.

alors, son bras gauche resta en élévation, et il lui fut impossible de le baisser.

Il passa la nuit chez lui, pensant qu'il avait « un nerf de foulé » et ne pouvant se figurer que cette situation du bras en l'air put devenir permanente. La nuit, il ne dormit pas, tant les douleurs du bras étaient vives, et le lendemain il venait à la consultation de Lariboisière où il fut reçu dans les salles.

Quand nous vîmes ce malade, il était déjà déshabillé. Son torse et ses bras sont d'une robustesse peu banale. Les muscles font des saillies fermes et vigoureuses. Il se présente dans la position où nous l'avons fait photographier de suite. Le bras gauche est en élévation. Le coude se dirige en haut, en dehors et un peu en avant. L'épitrochlée regarde en dedans et en avant.

L'avant-bras, à demi fléchi, repose par le poignet sur le sommet de la tête. Le bout des doigts peut facilement toucher la nuque.

Au niveau du deltoïde, on constate une sorte de dépression, ou encoche transversale, un peu au-dessous de la saillie de l'acromion. Il semble que le bras n'est plus dans le prolongement de l'épaule.

Du côté de l'aisselle, plus de cavité. Les saillies du grand pectoral et du grand rond et grand dorsal sont nivelées par une bosse qui occupe le fond du creux axillaire. Cette disposition est surtout frappante quand on compare les deux régions droite et gauche. Cela est d'autant plus évident que le malade est obligé, sous peine d'éprouver de très vives douleurs, de soutenir son bras malade avec le bras sain.

Cette position élevée du bras gauche est absolument fixe et ne peut être modifiée. Dès que l'on essaye d'abaisser le bras, cet homme souffre horriblement, et tous les muscles de l'épaule, en révolte, se contracturent pour s'opposer au mouvement.

Par la palpation, on sent assez bien la tête humérale dans

le fond de l'aisselle, mais il est impossible d'arriver à pénétrer jusqu'à la cavité glénoïde.

La radiographie montre que le tête humérale a quitté la glène. Son col repose sur le bord inférieur de la cavité glénoïde. L'axe de l'humérus est à peu près dans le prolongement du bord axillaire du scapulum. Les os paraissent intacts. La tête humérale est à distance du gril costal, sans doute parce qu'entre les deux s'interposent la masse du sous-scapulaire, du grand dentelé et de la graisse de l'aisselle.

Le 15 avril, après deux essais infructueux de réduction sans chloroforme, le malade est endormi. La tête rentra presque d'elle-même dans sa loge. Sitôt que la résolution musculaire fut obtenue, il suffit de tirer sur le bras, suivant la direction qu'il occupait, pour qu'aussitôt un déclanchement se produisit, suivi d'un bruit sourd de claquement. La luxation était réduite.

Le bras fut immobilisé huit jours dans une écharpe de Mayor ; puis, mobilisé et massé ; et, quinze jours après, cet homme quittait l'hôpital entièrement guéri, et avec l'intégrité complète de ses mouvements. Il n'a pas été revu depuis ce moment.

Observation II

Luxatio erecta.

Busch. *Archiv. für Klin. Chir.* 1863, vol. 4, p. 30. — in Stimson. *A treatise on dislocations*, 1888, p. 237.

Un homme, portant un sac pesant sur son épaule gauche, tomba dans un escalier, alors qu'il en avait presque atteint les derniers degrés.

Il vint de suite à l'hôpital ; son bras gauche était alors

dirigé verticalement en haut, l'avant-bras reposant en travers du sommet de la tête, et le poignet solidement maintenu par l'autre main, en face de l'oreille droite. Il se plaignait de douleur s'étendant de l'épaule jusqu'à l'extrémité des doigts.

Le bras fut facilement abaissé le long du corps, et le malade présentait alors tous les signes habituels d'une luxation, la tête de l'humérus se trouvant dans l'aisselle, sur le bord inférieur de la cavité glénoïde ; mais, lorsqu'il fut abaissé, le malade demanda la permission de relever de nouveau son bras, afin que soit soulagée la douleur intolérable que cette position lui causait. La permission lui ayant été accordée, il rejeta vivement son bras en l'air et le replaça dans sa position initiale.

Ceci se répéta plusieurs fois.

Quand le bras était en l'air, la tête de l'humérus était projetée dans l'aisselle.

La réduction fut facilement obtenue par une légère traction en haut.

Observation III

Luxatio erecta.

Lange. *New-York Med. Record*, 1879, vol. 16, p. 400. — In Stimson. *A treatise on dislocations*, 1888.

Un homme de 45 ans, tombe en avant, saisissant dans sa chute, en élevant la main droite, le bord d'un tonneau.

A l'examen, huit heures après l'accident, le bras était élevé selon un angle de 120 degrés ; son axe prolongé aurait croisé l'union du sternum et de la 3e côte.

Chaque tentative pour abaisser le bras provoquait une

douleur au niveau du tiers moyen, que le Dr Lange pensait pouvoir être due à la tension du coraco-brachial.

Le deltoïde était relâché, le coude était en extension et la main en supination.

En faisant incliner le corps aussi loin que possible du côté lésé, pendant que le malade était assis, la main pouvait être abaissée jusqu'au genou.

La tête de l'humérus était au-dessous et sur le côté interne de l'apophyse coracoïde et reposait apparemment contre celle-ci.

La réduction s'effectua en accentuant l'élévation et en opérant une traction jusqu'à ce que la tête fut amenée sous la coracoïde ; puis, en opérant alors l'abaissement du coude et sa rotation en dedans.

Observation IV

Luxatio erecta

Alberti. *Deutsche Zeitschrift für Chir.*, 1884, vol. 20, p. 475. — in Stimson. *A treatise on dislocations*, 1888.

Un homme, âgé de 32 ans, conduisait un cheval qui se cabra et en retombant frappa du genou son bras alors élevé. L'homme ressentit une douleur aiguë dans l'épaule et fut incapable d'abaisser le bras.

A l'examen, le bras était porté verticalement, mais légèrement incliné en avant et en dehors, l'avant-bras reposant sur le sommet de la tête, et la main étant en pronation. Le malade avait saisi son poignet avec l'autre main pour se préserver contre tout changement de position.

L'acromion était proéminent, la cavité glénoïde aisément palpée, le deltoïde relâché formait deux plis.

La tête de l'humérus était située un peu en arrière de la ligne axillaire, au niveau du milieu du bord externe de l'omoplate.

La distance du coude à l'acromion était moindre de 7 centimètres du côté lésé par rapport au côté sain, quand le bras était placé dans une position similaire.

Le malade ne pouvait pas redresser le coude et était seulement capable de mouvoir un peu ses doigts.

Il se plaignait que sa main était engourdie.

Il insista pour qu'on employa du chloroforme; la réduction fut alors facilement obtenue par traction en haut et en dehors.

Observation V

Luxatio erecta.

(Judd (de Brooklyn) *New-York Med. Jour.*, 1893, LXII, 505)

En raison de la rareté des cas semblables au suivant, je rapporte celui-ci in extenso :

Franck M., âgé de 32 ans, sujet bien développé et musclé, tomba, le 28 avril 1895, sur le plancher de son bureau. Quand il tomba, il étendit la main gauche et saisit le bord de son pupitre ; le bras fut ainsi mis dans l'abduction, la rotation interne, et, en même temps, porté légèrement en arrière.

Quand je vis le malade pour la première fois, il était assis dans un fauteuil de bureau, le bras gauche droit en l'air, l'avant-bras en pronation, et reposant en travers de la partie postérieure de la tête, juste sous l'occiput. Les premières paroles du malade furent pour me prier de ne pas essayer d'abaisser son bras le long de son corps, comme un de ses associés avait déjà essayé de le faire, car il en était résulté une douleur terrible.

C'était un cas typique de *luxatio erecta* la tête de l'humérus se trouvant dans l'aisselle, juste au-dessous de la cavité glénoïde.

La réduction s'effectua sans anesthésie, par traction en haut, pratiquée par mon assistant dans la direction même du bras, pendant que je suivais et dirigeais la tête par pression directe de bas en haut.

Le bras fut placé le long du corps, et l'avant-bras en travers de la poitrine, soutenu par un bandage de Velpeau, et maintenu ainsi pendant 3 semaines avant toute tentative de mobilisation de l'articulation. Alors, la rotation et une légère abduction furent entreprises. Et, jusqu'à la 4e semaine, aucun essai ne fut fait pour mobiliser le bras au delà d'un angle de 30 degrés. A la 6e semaine, le malade avait recouvré l'usage complet de son articulation, tous les mouvements étant parfaits.

Observation VI

Luxatio erecta

Osenbach. *Med. and Surg. Monitor. Indianapolis*, 1908, VI, 55.

M. K., âgé de 24 ans. extrêmement bien musclé, travaillait sur un échafaudage, à environ 8 pieds du sol. Il ne sait comment, une lourde poutre, qui était placée au-dessus de lui, tomba, frappant son épaule gauche, pendant que le bras était à angle droit sur le corps. Ce choc lui fit perdre son équilibre et il tomba, mais il conserva encore le point d'appui que lui donnait sa main gauche et qu'il avait avant que la poutre ne frappa son épaule, ce qui fit que pendant sa chute son bras fut étendu au-dessus de sa tête. Il tomba sur le sol, et, immédiatement, ressentit une grande douleur et se vit dans l'impossibilité de remuer son bras. Il me fut amené, le bras étendu verticalement au-dessus de lui et la paume de la main reposant sur la tête.

Le mécanisme semble dans ce cas avoir été le suivant : La poutre, frappant le bras pendant qu'il était à angle droit sur le corps, produisit une luxation sous-glénoïdienne ; et, puisque le point d'appui de la main fut conservé pendant la chute, le bras fut simplement tiré en haut, renversant le grand axe de l'humérus et produisant une « *luxatio humeri erecta* ».

La réduction fut obtenue par l'extension, sans changer l'attitude du membre, jusqu'à ce que la tête de l'humérus glisse dans la cavité glénoïde. Un bandage fut appliqué et conservé pendant 10 jours, après lesquels le malade retourna à son travail.

Observation VII

Luxatio erecta

MACDONALD. *British Med. Journ.* London, 1903, II. 311.

J'observai le malade, un homme d'âge moyen, bien taillé et musclé, s'acheminant vers l'hôpital en portant son bras élevé en l'air, avec l'avant-bras fléchi à angle droit et reposant sur la tête. Son visage avait une expression douloureuse et angoissée et il présentait une apparence tout-à-fait singulière, telle que je n'en avais jamais observée auparavant.

Il expliqua bientôt ce qui était arrivé. Il était occupé à conduire un cheval, jeune et vif, sur une route longée par un chemin de fer. Entendant arriver un train, il était sauté à terre et avait saisi les rênes dans sa main droite. Quand la locomotive fut arrivée à sa hauteur, elle siffla, ce qui effraya le cheval et le fit soudain se cabrer. L'homme fut ainsi renversé et traîné à terre, car il tenait toujours les rênes. Quand le train fut passé, et que le cheval fut calmé, le malade se remit sur pieds mais s'aperçut qu'il ne pouvait abaisser son bras le long de son corps sans provoquer une douleur excruciante. Il le maintint donc au-dessus de sa tête et ramena le cheval en tenant les rênes dans sa main gauche. C'est ensuite qu'il vint à l'hôpital comme nous l'avons décrit plus haut.

Le diagnostic de *luxatio erecta* fut facile. — En mesurant la distance de la pointe de l'acromion jusqu'au condyle de l'humérus, de chaque côté, je trouvai une augmentation de longueur de 1/2 pouce (0 m. 0125) (le pouce anglais = 0 m. 025) du côté lésé, les longueurs étant respectivement de 12 pouces 1/2 et 12 pouces.

Sachant qu'une telle condition constituait une exception dans l'ensemble des luxations, je pratiquai quelques mensurations, et demandai ensuite à l'infirmier d'appliquer lui-même le ruban métrique, dans le but de confirmer cet état de choses anormal.

J'essayai de réduire la luxation sans chloroforme ; mais, la douleur fut alors trop violente. Un anesthésique fut administré et la réduction s'obtint alors facilement.

La rareté de cette lésion, la clarté de son étiologie, et l'observation de l'accroissement de longueur du membre au cours d'une luxation sont mes excuses pour publier ce cas autrement peu intéressant.

Observation VIII

Luxatio erecta.

Vaughan (de Washington). *Americ. Journ. Med. Sc.* Philadelphia and New-York, 1905, n. s., I, 711.

L'intérêt du cas suivant réside dans l'extrême rareté de la *luxatio erecta*, variété de luxation sous-glénoïdienne.

J. M., blanc, mâle, âgé de 60 ans, tenancier d'un bar, était admis le 4 octobre 1903, au Georgetown University Hospital, venant justement d'être blessé par le choc d'une voiture publique.

A l'examen, on observait que le coude gauche du malade était dirigé en haut, suivant un angle de 45 degrés, l'avant-bras était fléchi, et la main pendante, de telle sorte que sa face dorsale était tournée vers la face du malade.

Le malade ne pouvait abaisser le coude, même dans une position horizontale, quoique celui-ci pouvait être amené en dedans, vers la tête, dans une position verticale, et ce, sans douleur. — L'avant-bras fut placé par moi sur le sommet de la tête du patient et ainsi fut réalisée l'attitude typique d'un cas de *luxatio erecta*. La tête de l'humérus était facilement palpée dans le creux de l'aisselle.

La réduction fut obtenue sans peine, après environ une minute d'extension, en saisissant le bras avec la main droite juste au-dessus du coude fléchi, dirigeant l'extension en haut et légèrement en dehors, pendant que les doigts de la main gauche poussaient vers le haut la tête humérale.

Aucun anesthésique ne fut employé et les manipulations furent pratiquées avec peu ou pas de douleur.

Le malade fut examiné une dernière fois le 4 novembre, un mois après son accident. L'abduction du bras se faisait normalement et l'adduction était si facile qu'il pouvait placer ses doigts sur l'épaule opposée. La flexion des doigts était possible, mais la préhension était excessivement faible ; l'extension des doigts ou du poignet était impossible ; c'était un « poignet tombant » très prononcé.

Le malade disait percevoir un léger engourdissement au niveau des doigts, quoique les piqûres d'épingle n'aient montré aucune différence entre les 2 mains. La flexion et l'extension de l'avant-bras, ainsi que l'abduction et l'adduction du bras s'exécutaient bien.

CONCLUSIONS

I. La luxatio erecta de l'épaule est excessivement rare.

II. Trois symptômes cardinaux caractérisent la luxatio erecta, ce sont : l'élévation verticale du bras, l'impossibilité de l'abaisser, la douleur violente qui répond à toute tentative de mobilisation.

III. La luxatio erecta est une luxation postéro-inférieure (premier degré d'une luxation postérieure). La tête humérale est sous-glénoïdienne.

IV. Dans cette position, les parties supérieure et inférieure de la capsule sont rompues ; au contraire, le ligament pré-churno-sous-huméral et la partie postérieure de la capsule résistent, quoique tendus à l'excès.

V. Des ruptures musculaires, notamment des muscles sus et sous-épineux, sont presque de règle, au moins sur le cadavre.

VI. La fixité de la tête humérale sous sa glène, l'impossibilité d'abaisser le bras, sont la conséquence de ce que :

1° La tension des parties antérieure et postérieure de la capsule empêche la tête de remonter directement dans la cavité glénoïde et la cale sous le bourrelet glénoïdien ;

2° le tendon du triceps cale la tête en arrière et empêche la transformation de la luxatio erecta en luxation postérieure ;

3° la direction même de l'humérus en bas et en arrière, jointe à la résistance du ligament pré-gléno-sous-huméral, s'oppose enfin à la transformation en luxation antérieure.

VII. Le pronostic de la luxatio erecta est bénin, l'articulation retrouve, peu de temps après la réduction, son entière intégrité fonctionnelle.

VIII. Le traitement consiste en traction dans la direction du bras luxé, c'est-à-dire en haut et en dehors, pour provoquer la réduction. Celle-ci s'obtient facilement. On immobilise alors le bras pendant quelques jours. On pratique ultérieurement, s'il y a lieu, le massage de l'articulation.

BIBLIOGRAPHIE

Alberti.— Ein fall von *luxatio humeri erecta*. Deutsche Zeit. für Chir. Leipz., 1884, XX, 475.

Bardenheuer. — Deutsche Chirurgie, Lief 63, a, p. 317.

Bouilly. — In Manuel de Pathol. Externe. RECLUS, KIRMISSON, PEYROT BOUILLY, IV, p. 614.

Busch. — Archiv. für Klin. Chir., 1863, vol. 4, p. 30.

Cahier. — In Traité de Chirurgie. LE DENTU et DELBET, III, p. 116.

Farabeuf. — Luxation en bas et en arrière, sous-tricipitale. Bull. de la Soc. Chir. Paris, 1885, p. 396.

Fischer. — *Luxatio humeri erecta.* Ztschr. f. Wumdrætzte u. Geburtsh., Hegnach, 1888, XXXIX, 30-34.

Forgue. — Précis de Pathol. Ext., I, p. 722.

Hansson. — Ett fall af *luxatio erecta humeri*. Hygiea, Stockholm, 1891, LIII, 542-545.

Judd. — *Luxatio erecta* of the shoulder-joint. New-York. Med. Journ. 1895, LXII, 503.

Krasin. — *Luxatio humeri erecta.* Russk, Chir. arch. S. Peterb. 1906, XXII, 362-368.

Kuipers. — *Luxatio erecta humeri* na een val. Nederl. mil. geneesk. Arch. etc. Utrecht, 1882, VII, 1-8.

Lange. — *Erect luxation of the humerus.* Med. Rev. New-York, 1879 XVI, 400.

Macdonald. — A rare case of lux. of the hum. *(lux. erecta)* British Med. Journ. London, 1903, II 311.

Margarey. — *Luxatio erecta* of shoulder-joint. Australas. M. Gaz. Sydney, 1895, XIV, 331.

Middeldorpf. — Clinique Européenne, 1859., vol. 2.

Montgomery. — *Luxatio erecta* at the shoulder. Ann. Surg. Philadelphia, 1905, I, 475.

Nélaton (Ch.) — In Traité de Chirurgie de DUPLAY et RECLUS, III, p. 52.

Osenbach. — *Luxatio erecta,* case report. Med. and Surg. Monitor. Indianapolis, 1903, VI, 55.

Panas. — Dictionn. de Méd. et Chir. pratiques. Art. Epaule, p. 405.

Scharm. — De nova humeri luxationis specie. — Dissert. Inaug, Breslau, 1859.

Scheller. — *Lux. hum. erecta.* Deutsche mil. ærztl. Ztschr., Berlin, 1896, XXV, 241.

Stimson. — A treatise on dislocations. — 8° (Philadelphia. Lea Bros and Co. 1888), p, 237.

Vaughan. — *Luxatio erecta.* — Am. Jour. Med. Sc. Philadelphia and New-York, 1904, n, s.

Angoulême. — Imprimerie L. COQUEMARD et Cie

www.ingramcontent.com/pod-product-compliance
Ingram Content Group UK Ltd.
Pitfield, Milton Keynes, MK11 3LW, UK
UKHW021647260726
13994UKWH00003B/1319